RECHERCHES

SUR LES

ACCIDENS PRODUITS

PAR L'USAGE

Des préparations de charcuterie avariées.

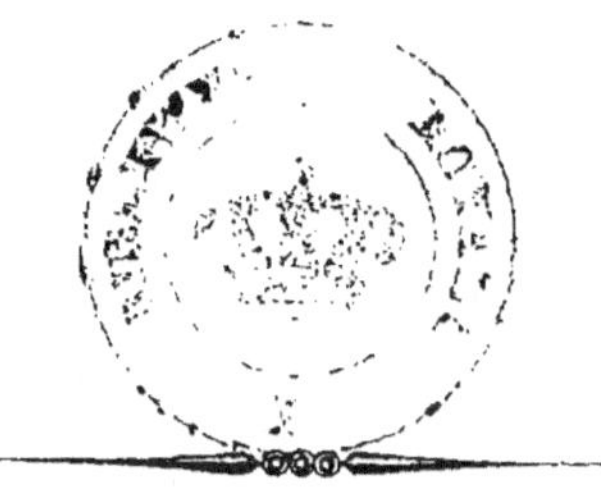

LYON.

IMPRIMERIE DE L. BOITEL,

QUAI SAINT-ANTOINE, 36.

1835.

Hygiène publique.

RECHERCHES

SUR

LES ACCIDENS PRODUITS

PAR L'USAGE

DES PRÉPARATIONS DE CHARCUTERIE AVARIÉES.

Le numéro 3 de *la Gazette Médicale* de cette année renferme un article sur l'empoisonnement produit par des préparations de charcuterie avariées, et spécialement par les boudins et les saucissons corrompus ; il résulte de ce travail, qui intéresse particulièrement les habitans des grandes villes : 1º que les boudins et les saucissons sont, de toutes les préparations de charcuterie, celles dont l'usage a le plus souvent déterminé des accidens graves ; 2º que des signes particuliers pourraient servir à reconnaître l'empoisonnement produit par ces substances alimentaires ; 3º enfin que ces accidens sont très-fréquens dans le Wurtemberg, et que les habitans de la capitale de la France n'en sont pas exempts, quoique les magistrats de cette ville surveillent avec soin cette industrie (1).

Il ne sera peut-être pas sans intérêt pour le lecteur , et sans utilité pour la ville de Lyon , de faire connaître l'influence que les préparations de charcuterie peuvent avoir sur ceux des habitans de cette ville qui en font un usage trop exclusif, et de signaler à ses magistrats des inconvéniens qu'ils pourraient prévenir par une surveillance plus active.

Lyon , réputé pour l'excellence de sa charcuterie, est de toutes les villes de France celle où, relativement au nombre de ses habitans, il s'en prépare davantage ; puisque indépendamment de ce qu'il en faut pour sa population ouvrière qui est très-nombreuse, il en exporte encore une grande quantité dans les départemens et dans l'étranger : double motif pour l'autorité de surveiller sa confection , puisque la santé publique y est intéressée, et qu'il s'agit d'une branche de commerce assez lucrative.

L'influence fâcheuse que l'usage habituel de la chaire de porc doit avoir sur la santé, a été observée dans toutes les grandes villes ; sa saveur stimulante, agréable à des palais usés par l'abus des boissons alcooliques, son prix généralement assez peu élevé, la commodité d'un aliment que l'artisan peut manger au sortir de la boutique du marchand et sans autre préparation, et enfin ses propriétés éminemment échauffantes expliquent de reste et l'abus que l'on en fait et les accidens qui en résultent.

La viande de porc, considérée comme aliment, peut être étudiée : 1º dans son influence générale sur la constitution organique des individus qui en font un usage trop exclusif, alors même qu'elle ne laisse rien à désirer sous le rapport des diverses préparations que les charcutiers lui font subir ; 2º dans son action chez les personnes qui en ont pris une assez grande quantité pour qu'elle ait causé une indigestion, ou qui, sans en avoir trop mangé, en ont éprouvé des accidens qui tiennent à un premier degré de décomposition ou à une mauvaise confection de cette substance alimentaire.

(1) Plusieurs milliers de kilogrammes de marchandises avariées venaient (1834) d'être saisis dans les boutiques des charcutiers de Paris.

1° INFLUENCE GÉNÉRALE DE L'USAGE DE LA VIANDE DE PORC SUR LA CONSTITUTION ORGANIQUE DES PERSONNES QUI EN FONT UN USAGE TROP EXCLUSIF.

La chaire fraîche ou salée jouit de propriétés excitantes qu'elle doit à ses fibres qui sont dures et assez serrées pour qu'aucune parcelle de graisse ne puisse se placer dans leurs intervalles ; à une assez grande quantité d'osmazome ; à une graisse qui , dans quelques régions, est assez ferme , mais dans d'autres est molle, huileuse et d'assez difficile digestion , et surtout enfin à la grande quantité de sel et autres épices que l'on emploie dans les préparations qu'on lui fait subir.

Les parties fibreuses et graisseuses du porc résistent plus long-temps que la plupart des autres substances alimentaires à l'action des organes digestifs, ceux-ci sont obligés de réagir avec plus de force et plus souvent sur un bol alimentaire qui offre plus de résistance ; cet état physiologique ainsi exagéré et souvent répété se convertit insensiblement en un état pathologique qui est l'inflammation ou l'hypertrophie, et quelquefois en des dégénérescences organiques de diverses natures ; voilà pour les désordres locaux, mais il en est d'autres qui sont généraux et qui reconnaissent deux sources : 1° l'irritation inflammatoire d'une portion du tube digestif, peut se réfléchir sur les autres appareils d'organes et les entretenir dans un état continuel d'excitation et d'échauffement, sorte de phlegmasie générale, chronique, qui amène l'amaigrissement et un véritable état de phtisie ou de consomption ; 2° quand les préparations de charcuterie ont été digérées à la faveur d'un travail de la digestion plus ou moins laborieux, tous les principes existans n'ont pas été également détruits par l'action des organes, l'osmazome particulièrement leur a échappé, il a pénétré dans le torrent circulatoire et a fait sur tous les tissus vivans une impression excitante qui peut avoir des suites tout aussi funestes que celles que je viens de signaler (1) ; ce n'est donc pas à tort que l'on a placé la viande de porc et

(1) Cette réaction dans quelques circonstances se fait particulièrement remarquer plus spécialement sur certains appareils d'organes ; de là les affections nombreuses de la peau , observées chez les peuples qui faisaient de cette substance leur régime habituel.

ses diverses préparations parmi les alimens échauffans; je crois que, considérée sous le rapport de l'influence qu'elle peut avoir sur la santé, l'abus que les militaires en font dans les villes, doit être placé immédiatement après celui des liqueurs spiritueuses; bien entendu que je ne veux parler ici que de cette influence diététique qui agit d'une manière lente et insenilble, qui ne s'accompagne d'aucune douleur, qui ne met point dans le cas de s'aliter, et qui pour ces diverses raisons n'en n'est que plus dangereuse, puisqu'elle mine les meilleures constitutions à l'insu même des victimes qu'elle fait.

2° PHÉNOMÈNES MORBIDES QUI SE MANIFESTENT A LA SUITE DE L'INGESTION DANS L'ESTOMAC DES PRÉPARATIONS DE CHARCUTERIE DE MAUVAISE QUALITÉ OU PRISES EN TROP GRANDE QUANTITÉ.

Il est vrai de dire que les accidens graves qui résultent de l'usage des préparations de charcuterie mal confectionnées ou avariées ne sont pas communs à Lyon, on les observe cependant quelquefois et je vais en rapporter deux observations.

Obs. I. — M. V. D., négociant, âgé de 44 ans, d'une stature peu élevée et d'un tempéramment éminemment lymphatique, me fit appeler le 31 décembre 1831; à son dîner de la veille, qui avait eu lieu de deux à trois heures, on lui avait servi entre autres alimens très-sains et qu'il avait coutume de manger tous les jours, des boudins qu'il avait trouvés excellens; il n'avait cependant point pris à ce repas plus d'alimens que son appétit n'en demandait, et la digestion parut se faire sans accident pendant les premières heures; mais à dix heures, c'est-à-dire sept heures après la dernière digestion des alimens, quelques coliques légères se firent sentir, mais disparurent; durant le reste de la nuit, le sommeil fut agité et interrompu plusieurs fois par des coliques peu intenses; à huit heures du matin, besoin d'aller à la selle, qui ne put être satisfait malgré de grands efforts qui réveillèrent les coliques; en peu d'instans ces dernières prirent le plus haut dégré d'intensité, s'accompagnèrent de nausées, de tuméfaction et de dureté de l'abdomen qui devint en même temps douloureux surtout vers la région cœcale. Les parties supérieures et inférieures restaient fléchies sur le ventre, le moindre effort d'extension donnant lieu à un grand accroissement de souffrances. Cet état pénible prenait à chaque instant un caractère plus grave; bientôt la chaleur et la respiration cutanée furent inégales; le pouls petit et concentré, l'agitation extrême; les efforts pour vomir et les douleurs de l'abdomen affreuses; enfin le malade se trouva dans un état d'angoisse inexprimable qui effraya les assistans. (A huit heures, quinze sangsues sur la région cœcale, cataplasmes et lavemens émolliens, etc.) La maladie continua à marcher dans sa période d'accroissement ; les douleurs du ventre s'étendirent vers les régions rénale et épigastrique , surtout à droite. (A dix heures , nouvelle application de quinze sangsues, etc. , etc.) A midi , les douleurs cessèrent d'augmenter; alors seulement les efforts de vomissement eurent pour résultat l'expulsion d'un liquide glaireux et d'une dose de potion calmante prise il y avait peu d'instans. De temps en temps, le malade cédait à une sorte d'accablement et d'assoupissement, s'endormait pendant quelques minutes ; mais bientôt les douleurs le réveillaient, et il délirait pendant un moment. La nuit se passa dans cet état. Le lendemain , 1er janvier, à cinq heures, les coliques perdirent une partie de leur force; mais les envies d'aller à la selle et d'uriner se firent sentir de nouveau; le premier besoin ne put être satisfait malgré les efforts les plus pénibles et très-souvent répétés ; quant aux urines, elles s'échappaient parfois goutte à goutte , et leur émission était accompagnée d'une douleur vive qui paraissait partir du col de la vessie; les douleurs abdominales devinrent moins aiguës, mais elles s'étendirent jusqu'aux testicules; des éructations fréquentes eurent lieu, et un sentiment de malaise semblait à chaque instant annoncer une syncope. (Les fomentations émollientes seules soulagèrent un peu. Les lavemens émolliens et laxatifs, quoique souvent répétés, ne furent suivis d'aucune selle tant qu'a duré la période d'activité, etc.) Cette maladie s'est maintenue à ce degré d'intensité jusqu'au 4 janvier, époque où elle a offert une nouvelle décroissance, mais alors et pour la seconde fois, tous les phénomènes morbides sont restés quelque temps stationnaires, et ce ne fut que le 4 janvier, premier jour où les lavemens ont commencé à produire quelque effet, qu'une amélioration plus notable s'est manifestée; ces premières selles étaient composées, au dire de la garde, de matières noires, dures et séparées par grumaux ; le corps a pu s'étendre; le ventre étant devenu moins douloureux, moins tuméfié et moins dur; les menaces de syncope ont cessé; depuis, l'état de ce malade a toujours été en s'améliorant; de nouveaux lavemens ont amené de nouvelles selles, mais moins consistantes, moins foncées et mêlées de parties membraneuses et filamenteuses; il est enfin entré en convalescence vers la fin de janvier; la liberté du ventre n'a pu se maintenir sans le secours des lavemens avant le 15 mars, et jusqu'à la même époque environ il n'a pu satisfaire son appétit sans éprouver quelques souffrances qu'il rapportait à l'estomac.

Obs. II. — Je tiens de M. le docteur Gensoul l'histoire de six personnes habitant sous le même toit, le mari, la femme, la mère de l'un d'eux, deux ouvriers et une ouvrière qui, après avoir mangé (1834) de la chair de porc salée et du melon, éprouvèrent tous des accidens graves qui furent d'abord ceux d'une gastro-entérite, et assez semblables chez chacun; envies de vomir, douleur à l'épigastre et dans toute l'étendue de l'abdomen, soif vive, fièvre ardente, etc. Le docteur Gensoul fut appelé en consultation vers le dixième jour de la maladie par M. le docteur Franche, médecin traitant: il fut reconnu que ces six individus n'offraient encore que les symptômes d'une phlegmasies très-aiguë de la muqueuse digestive, avec réaction forte sur les appareils généraux ; de là une fièvre aiguë grave qui mit la vie de plusieurs en danger. Jusqu'au moment de cette consultation, leur état fut à très-peu de chose près le même ; mais dès que cette affection eut perdu son caractère d'acuité ; elle prit chez chacun une forme différente. La maladie du mari s'est soutenue avec des symptômes graves pendant plus d'un mois, et la convalescence a été longue et marquée par un état de faiblesse qui a duré plusieurs mois ; les symptômes de gastro-entérite, chez la femme, disparurent presque subitement vers le douzième jour, mais ils furent aussitôt remplacés par ceux d'une névrose (la danse de Saint-Guy), qui cessèrent eux-mêmes après quinze jours de durée. La mère, âgée de 65 ans, est de tous ces malades celui qui a offert les phénomènes d'inflammation gastro-intestinale les moins intenses ; mais comme chez tous, la convalescence a été chez elle longue et pénible ; les forces surtout ont eu bien de la peine à revenir. Les deux ouvriers, hommes forts et robustes, ont eu des gastro-entérites très-aiguës. Après quelques jours de traitement à domicile, ils ont été transportés à l'hôpital, où ils ont séjourné plusieurs semaines. Enfin l'ouvrière, qui était une jeune fille, est allé passer sa convalescence à la campagne, et ce n'est qu'après un laps de temps très-long qu'elle a recouvré la santé et les forces.

Je conclus de ce qui précède que les accidens graves qui peuvent résulter de l'usage des diverses préparations de charcuterie avariées ou sophistiquées s'accompagnent de signes assez variés. A Lyon, ils n'ont point été semblables à ceux qui ont été décrits par le docteur Rodenmüller dans le Wurtemberg, et à Lyon, ils ont différé dans la plupart des cas observés. Ces différences tiennent à plusieurs causes, au tempérament et à la constitution organique des individus ; à l'espèce de préparation de charcuterie dont on a fait usage, et surtout au genre d'altération que cette substance alimentaire a éprouvé. Ces accidens, qui sont en général le résultat d'une action excitante qui agit d'abord sur le tube digestif et consécutivement sur tout l'organisme, doivent en effet être modifiés suivant que l'élément sanguin, nerveux ou lymphatique prédomine, et suivant que la constitution est forte ou faible ; or, le tempérament mixte est celui de la plupart des Lyonnais qui jouissent de quelque aisance ; une prédominance lymphatique et une constitution assez faible se rencontrent très-souvent dans la classe nombreuse des ouvriers employés au tissage de la soie ; dans les autres industries, on rencontre en général des constitutions plus fortes, et le tempérament bilieux-sanguin se fait assez souvent remarquer dans toutes les classes. Au reste, le grand nombre d'étrangers que le commerce attire des départemens et de l'étranger explique la grande variété de tempéramens et de constitutions que l'on trouve à Lyon ; or, les modifications qu'une maladie, développée sous l'influence d'une même cause, doit éprouver dans ces diverses circonstances se comprennent, et n'ont pas besoin d'autre explication.

De toutes les préparations de charcuterie, la plus susceptible de devenir malsaine par le fait d'une mauvaise préparation est le boudin ; après viennent les saucisses, le fromage de cochon, les cervelas, etc. ; toutes ces substances alimentaires, le boudin excepté, sont un mélange de diverses parties du porc hachées et fortement épicées ; alors même qu'elles ne sont point avariées, leur digestion exige une intégrité parfaite dans les organes digestifs, et les personnes qui ont ces derniers très-irritables s'abstiennent assez ordinairement d'en manger, la plupart d'entre elles n'ont pas même besoin pour s'imposer cette privation de l'avis de leur médecin ; le sentiment seul de leur conservation les porte à refuser un aliment qui aux uns cause des nausées et des renvois tant que dure la digestion stomacale, et aux autres quelques coliques et un peu de diarrhée. Quant aux parties du cochon qui ne sont point ainsi composées, tels que pieds, jambons, filets, côtelettes, etc., que l'on mange salées ou fraîches, et alors simplement cuites dans un bouillon fortement assaisonné, quoique douées d'une propriété échauffante incontestable, il est rare que leur usage soit immédiatement suivi d'accidens graves. Je pourrais en dire autant des quartiers de cochon salés et spécialement préparés pour la marine. C'est donc surtout à la mauvaise qualité des préparations de charcuterie qu'il faut rapporter les accidens dont j'ai parlé, accidens que dans quelques cas l'on pourrait prendre pour de véritables empoisonnemens. Il se consomme à Lyon beaucoup de boudin, et le sang des porcs que l'on tue ne suffisant pas, les charcutiers y suppléent par le sang d'autres animaux, et particulièrement par celui de mouton ou de veau ; mais les boudins ainsi composés ne sont pas aussi bons ; la digestion en est plus difficile que celle des boudins faits avec le sang de cochon; or, comme les cochons et les veaux ne sont pas sous la main des charcutiers, il faut un certain laps de temps pour se procurer de leur sang; de là vient que pour la confection de ces boudins on est souvent dans le cas de se servir du sang vieux et malpropre de ces animaux; enfin la graisse sous forme de bandelettes que l'on place dans les boudins n'est pas toujours la meilleure du porc. Les mauvais boudins sont assez faciles à reconnaître; leur couleur noire est plus terne, et leur consistance est moindre; ils conservent l'impression des doigts qui les compriment, même légèrement; leurs bandelettes graisseuses sont ordinairement plus minces et toujours moins fermes. Quant aux préparations de charcuterie composées de diverses parties de l'animal, hachées, mêlées et très-épicées, l'on conçoit que la décomposition putride doit s'emparer avec plus de facilité de ces deux mélanges; il suffit quelquefois de la mauvaise qualité d'un seul des ingrédiens qui entrent dans leur préparation pour hâter cette décomposition; enfin, toute espèce de charcuterie peut avoir séjourné plus ou moins long-temps dans des bassins malpropres ou oxidés, et leur usage dès-lors pourra produire des accidens d'autant plus graves qu'à cette cause de maladie se joindra l'action stimulante qui appartient au comestible lui-même; et sous l'influence de ces deux causes qui agissent de concert, on verra se développer les phénomènes morbides les plus fâcheux.

L'influence des préparations de charcuterie sur la santé de l'homme a été signalée depuis long-temps. Sur mer, où l'on a tant de raisons d'éloigner des matelots toutes les causes de maladie, le cochon salé n'entre point dans le régime des équipages destinés à de courtes traversées, ou y entre pour très-peu; pour les voyages de long cours, l'on ne peut s'en passer; mais elle n'y entre que dans une proportion déterminée, et le gouvernement ne permet l'embarcation que des viandes salées de porc de première qualité. La ville de Nantes est le plus souvent chargée de ces approvisionnemens. Dans notre colonie d'Afrique, l'un des points occupés par nos troupes (Bougie) se fait remarquer par un nombre de malades hors de toute proportion avec celui des autres garnisons françaises de cette contrée; eh bien!

Bougie est, de toutes les villes d'Afrique que nous occupons, celle où les vivres, et particulièrement les bestiaux, arrivent avec le plus de difficulté et où par conséquent le soldat est le plus souvent exposé à ne vivre que de viande de cochon salé. Nul doute, et c'est l'avis de plusieurs médecins militaires qui pratiquent en Afrique, que cette mauvaise alimentation ne soit une des causes des maladies meurtrières qui déciment notre garnison dans la ville de Bougie.

POINTE,

Professeur de clinique médicale à l'école
secondaire de médecine de Lyon.

(*Extrait de la Revue du Lyonnais, 8ᵉ livraison. — Août.* 1835.)

IMPRIMERIE DE L. BOITEL, QUAI SAINT-ANTOINE, 36.